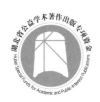

中医大师学术思想与临证医案传承书系（第一辑）

九种体质
中医养生方案

主编◎宋恩峰

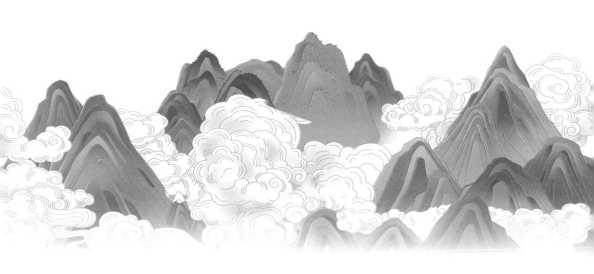

长江出版传媒
湖北科学技术出版社

图书在版编目（CIP）数据

九种体质中医养生方案 / 宋恩峰主编 . —武汉 ：湖北
科学技术出版社 ,2024.9
ISBN 978-7-5706-3284-8

Ⅰ . ①九⋯　Ⅱ . ①宋⋯　Ⅲ . ①养生（中医）
Ⅳ . ① R212

中国国家版本馆 CIP 数据核字（2024）第 103482 号

策　　划：冯友仁　　　　　　　　　　　　　　责任校对：秦　艺
责任编辑：张荔菲　　　　　　　　　　　　　　封面设计：喻　杨

出版发行：湖北科学技术出版社
地　　址：武汉市雄楚大街 268 号（湖北出版文化城 B 座 13—14 层）
电　　话：027-87679468　　　　　　　　　　邮　　编：430070

印　　刷：武汉市华康印务有限责任公司　　　　邮　　编：430021

700×1000　　　　1/16　　　　　　　　7.5 印张　　　　120 千字
2024 年 9 月第 1 版　　　　　　　　　　　2024 年 9 月第 1 次印刷
定　　价：39.80 元

（本书如有印装问题，可找本社市场部更换）

《九种体质中医养生方案》
编委会

主　编　宋恩峰

副主编　莫郑波　项　琼　梅莎莎　唐燕青　王洲羿
　　　　马　丹

编　委　（按姓氏笔画排序）

　　　　马　丹　马　越　王子明　王洲羿　王博文

　　　　刘汗清　李矜姚　杨晓林　杨椿浩　杨静一

　　　　吴紫红　何江明　宋　凡　宋恩峰　张雨凡

　　　　陈幕华　项　琼　郝傲寒　莫郑波　夏振忠

　　　　唐燕青　梅莎莎

作者简介

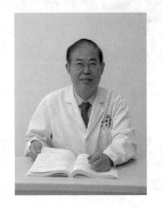

宋恩峰

1965年生，医学博士，主任医师，教授，博士生导师，武汉大学人民医院（湖北省人民医院）中医科主任、中医教研室主任、学科带头人，教育部高等学校中西医结合类专业教学指导委员会委员，第二批全国优秀中医临床人才，第六批全国老中医药专家学术经验继承工作指导老师，第四批全国优秀中医临床人才指导老师，全国医德标兵，第三届湖北中医名师，武汉市中医名师，成立宋恩峰中医工作室，入选全国名老中医药专家传承工作室建设项目。

从医近40年，曾师从京、津、沪、川、鲁、鄂等地数十位中医大师，以精湛的医术深得患者的爱戴和同行的尊重，以高尚的医德得到国家的赞誉和社会的认可，荣获了国家级、湖北省、武汉市多项荣誉。有着独特的中医学术理念及丰富的临床经验，是湖北省乃至全国有一定影响力的中医名家，擅长治疗肿瘤、内科疾病及疑难杂症，帮助国内外成千上万名患者重获健康。

发表专业学术论文200余篇，主编、参编著作20余部，主持和参与国家级和省部级课题多项。

2019年7月15日，《新华每日电讯》刊载题为《"暖医"宋恩峰：变"不可能"为"不，可能"》的报道。2019年7月19日，《经济参考报》刊载题为《宋恩峰：让中医药更好造福人类健康》的人物专访报道。2022年4月12日，人民日报健康客户端刊载题为《宋恩峰：毕生探索中医药宝库》的报道。

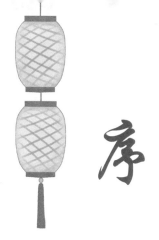

序

　　在浩瀚的中医文化中，体质养生是一个独特且深奥的领域。它不仅关乎个人的健康，也与中华文脉的传承息息相关。当我得知宋恩峰教授的新书《九种体质中医养生方案》即将出版，我的内心充满了期待。这是宋教授多年来在中医领域辛勤耕耘的总结，更是对传统中医文化的一种弘扬。

　　中医药作为中华文明的瑰宝，历经千年而不衰，其独特的理论体系和诊疗方法为人类的健康事业做出了巨大贡献。然而，随着现代科技的快速发展，中医面临巨大的挑战，同时也迎来了发展的机遇。在机遇与挑战并存之际，宋恩峰教授用毕生精力去研究、传承和创新中医文化，尤其是中医体质养生理论与实践，对中医药传承和发展创新及中医药养生具有重要意义。

　　《九种体质中医养生方案》不仅是一本关于养生的指南，更是一座桥梁，连接了古代与现代、东方与西方。在这本书中，宋教授详细解读了九种体质的特点、形成原因及对应的养生方法。他不仅从医学的角度进行了深入剖析，还结合丰富的历史、文化元素，使读者在了解体质养生的同时，也能感受到中华文化的博大精深。

　　值得一提的是，宋教授在书中还融入了自己多年的临床经验和学术见解。他用通俗易懂的语言，将这一古老的智慧传递给现代读者，使我们在日常生活中能够灵活运用。无论是对于中医药专业人士，还是对于普通读者来说，这本书都具有很高的参考价值。

当然，发扬传统中医文化并非一朝一夕之功。它需要我们这代人，乃至几代人的共同努力。宋恩峰教授的这部作品，无疑为我们指明了一条可行的道路。我相信，《九种体质中医养生方案》将会成为一部经典之作，引领更多人走进中医的大门，了解中医养生光辉灿烂的文化。

宋恩峰教授是我杰出的学生代表之一，现在已经成长为湖北省乃至全国知名的中医及中西医结合专家。我衷心祝贺宋恩峰教授为我们带来这样一部宝贵的著作。他的研究成果和学术思想，不仅为中医的传承与发展做出了巨大贡献，更是对人类健康的守护与关爱的表现。

愿《九种体质中医养生方案》成为每一位读者追求健康生活的良伴。愿您在阅读这本书的过程中，收获知识、收获幸福、收获健康。

国医大师　　凃晋文

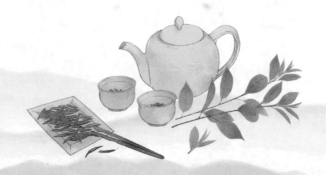

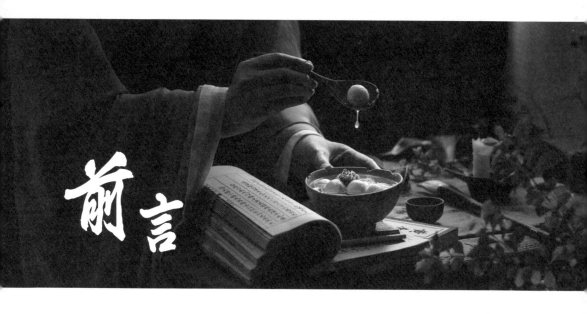

前言

　　随着生活水平的提高，人们对健康的关注度越来越高。体质作为身体健康的重要因素，受到了越来越多的关注。不同的体质类型有着不同的特点和易患疾病，因此，了解自己的体质类型，采取相应的养生方法，对保持身体健康至关重要。

　　体质主要依据形体特征、常见表现、心理特征和对外界环境的适应能力等分为不同类型。常见的中医体质类型主要有平和体质、气虚体质、阳虚体质、阴虚体质、痰湿体质、湿热体质、气郁体质、血瘀体质、特禀体质（过敏体质）九种。

　　本书旨在介绍九种体质的健康养生方法，帮助读者了解自己的体质类型，并提供相应的养生建议。通过阅读本书，读者可以更好地了解自己的身体状况，选择适合自己的养生方式，预防疾病的发生，提高生活质量。

在本书的编写过程中，我们注重内容的科学性和实用性，邀请了多位中医专家和养生专家参与编写，为本书提供了丰富的专业知识和实践经验。同时，我们也参考了大量的医学文献和权威资料，以确保本书内容的准确性和可靠性。

为了方便读者阅读和理解，我们在书中采用了通俗易懂的语言和生动的案例。此外，我们还根据不同的体质类型，详细介绍了相应的养生方法，包括饮食调养、运动锻炼、药食保健等方面的内容。希望读者能够从中受益，改善自己的生活方式，提高健康水平。

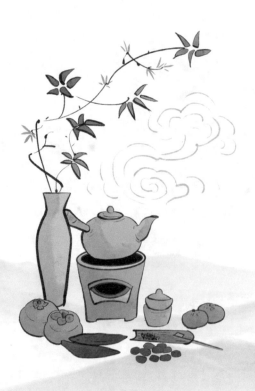

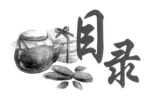

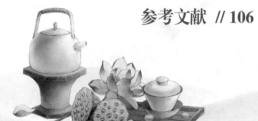

第一篇

平和体质

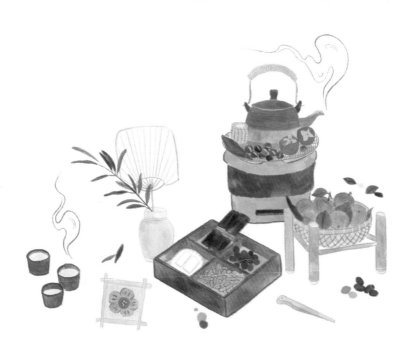

第一章 平和体质概述

❶ 定义

平和体质是指以人体阴阳气血调和，五脏六腑协调，经络畅通，形体匀称而健壮，平素患病较少为主要特征的体质状态。

❷ 形成的原因

多因先天禀赋良好，后天进行科学合理的养生保健而形成。

❸ 形体特征和常见表现

形体匀称健壮。常见表现为面色、肤色润泽，头发稠密，睡眠安和，胃纳良好，二便正常，舌色淡红，苔薄白，脉和有神。神、色、形、态、局部特征等方面表现良好。

❹ 心理特征

心理素质好，性格随和开朗。

❺ 发病倾向

平素较少生病。

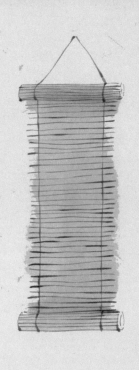

⑥ 对外界环境的适应能力

对自然环境和社会环境的适应能力较强。

⑦ 体质代表人物

《红楼梦》中的贾母。她平时很少生病，注重养生，饮食有节而清淡，主张"少而精"，爱吃甜烂食物。她注重寒温调摄，喜欢散步，说散步可以"疏散疏散筋骨"。她爱热闹，爱看戏，极富情趣。冬日在园子里赏雪赏梅，中秋上凸碧山庄赏月。更难得的是，贾母遇到大事有静气，她常说："享得富贵，守得艰辛。"贾母的生活可以说是"饮食有节，起居有常，不妄作劳，恬淡虚无"，故能尽终天年。她是标准的平和体质的人。

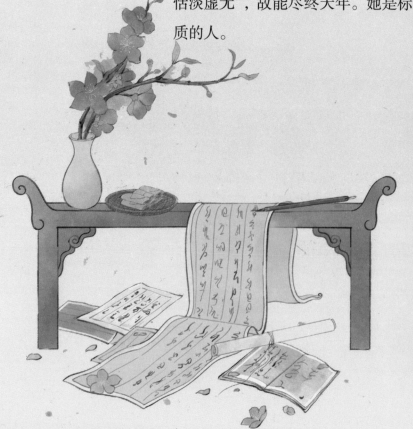

第二章　平和体质的调养

平和体质的人调养原则是调养气血，调和阴阳，应遵循"天人合一"的理念，顺应自然，形神共养，随时间、空间和四时气候的变化调节生命的节奏，从而达到阴阳平衡、五行协调的养生目的。

第一节　情志调摄

正常的情志活动是人们对客观事物喜恶的客观反映，是正常的心理现象。将情志调节到最佳状态，是保持健康状态的有效方法。

❶ 养心是养生的最高境界

静心是养心的最佳途径。平和体质的人可以通过各种方法修身养性，如读书、散步、打太极拳等，使心境平和。心静则经络调畅、气血冲和，体质不会失于偏颇。

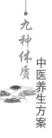
② 适当宣泄

化解不良情绪对于防止平和体质出现偏颇而转变为病理体质十分重要。在不同年龄阶段，对情志的调摄应采取相应的方法和手段。

第二节　起 居 调 养

顺应四时，起居有常，与自然界阴阳消长保持和谐一致，是保证健康长寿的必要条件。

① 顺应四时，调摄起居

《黄帝内经》告诫："起居无节，故半百而衰也。"人体的生命活动随着年节律、季节律、月节律、昼夜节律等自然规律而发生相应的生理变化。顺应四时自然节律及人体生物钟节奏变化和个人的具体情况制订符合自己生理需要的起居作息计划，并养成按时作息的良好习惯，使身体的生理功能保持稳定平衡的状态，以适应生活、社会和自然环境等各方面的需要。

② 起居有常，不妄作劳

顺应人体的生物钟调理起居，有规律地生活，合理安排学习、工作、睡眠、休息，养成良好的起居习惯，保养神气，使人体精力充沛、生命力旺盛，才能增进健康，延年益寿。若起居失调，引起脏腑功能损害、精神不振、精力减退、适应力下降，则会导致阴阳失调，最终造成体质的偏颇，甚至造成早衰或导致疾病的发生。

第三节 饮食调养

平和体质的人饮食调养原则是膳食平衡，食物多样化，顺应四时，谨和五味，使人体内外环境和谐统一，以维持阴阳平衡和五脏协调。《黄帝内经》明确指出："五谷为养，五果为助，五畜为益，五菜为充，气味合而服之，以补精益气。"这是中国传统膳食杂食平衡观，也是各类体质人群应共同遵循的饮食调养总则。

1 顺应四时，合理调养

根据不同季节选择适宜的饮食，保持人体自身与外在环境的协调统一，以维持体质平和，促进健康，防止疾病的发生。春季阳气初升，应摄入升而不散、温而不热之品，不过用辛热升散之品；宜多食蔬菜，如菠菜、韭菜、芹菜、春笋、荠菜等。夏季阳气隆盛，气候炎热，宜清补，应选用清热解暑、清淡芳香之品，不可过用寒凉之品。长夏季节为一年之中湿气最盛之时，宜用淡补，即用淡渗利湿之品，如茯苓、山药、莲子、薏苡仁、扁豆、冬瓜、丝瓜等。秋季阳气收敛，阴气滋长，阴阳处于相对平衡的状态，宜食用濡润养阴类食物，如芝麻、甘蔗、梨、葡萄等。冬季天寒地冻，阳气深藏，食宜养阴潜阳，鳝鱼、

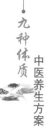

龟、鳖等为常用食物。

② 配伍合理，膳食平衡

注意主食与副食的配伍，做到进食品种多样化。如对主食、肉、蛋、奶制品、豆制品、蔬菜、水果等进行合理配伍，保证机体摄入均衡、充足的营养。

③ 谨和五味，不宜偏嗜

每种食物有四气五味和不同的归经，即有寒、热、温、凉之性，酸、苦、甘、辛、咸五味。其中酸味入肝，苦味入心，甜味入脾，辛味入肺，咸味入肾，各有所属。五味偏嗜，则会破坏五行的协调状态。如过酸伤脾、过咸伤心、过甜伤肾、过辛伤肝、过苦伤肺等。欲使人体阴阳平衡、气血充盛、脏腑协调，必须均衡地摄入五味。不使五味有所偏胜，以保正气旺盛，身体健壮。

④ 饮食有节，增强体质

（1）春夏养阳，秋冬养阴，顺应自然界四季更迭的运行规律，以及春温、夏热、秋凉、冬寒的气候特征对人体内部阴阳消长、脏腑活动及气血运行状况的影响，根据季节的不同选择适宜的饮食结构，增强体质，预防疾病。

（2）定时定量，三餐合理按照"早饭宜好，午饭宜饱，晚饭宜少"的原则进食，不致因暴饮暴食或饥饱不适而造成体质的偏颇。这不仅适用于平和体质的人，也是各类体质之人所应遵守的一般进食原则。

第四节 运 动 锻 炼

我国历代医家和养生家总结出了很多通过运动锻炼来增强体质的原则和方法，现简述如下。

① 因人施练，持之以恒

运动锻炼宜根据年龄、性别、个人兴趣爱好的差异，选择不同的锻炼方法。男性可以选择增强力量和提升耐力的项目，如器械训练、跑步、球类等。女性可以选择加强柔韧素质的运动，如健美操等。进行符合人体生理规律和保健基本理论的适宜运动，并遵循一定的原则，才能达到增强体质、增进健康的最佳效果。

② 运动适度，因时制宜

经常做适量的有氧运动，如器械训练、慢跑、游泳、球类运动及健美操等，能使气血通畅，内荣脏腑，外润腠理，起到促进身体健康、增强体能的作用。在运动项目的选择上，要顺应"春生夏长，秋收冬藏"的自然规律，选择顺应生态时空又适合自己的运动形式，做到积极主动，运动适度，循序渐进，全面锻炼，持之以恒。

第五节 药 食 保 健

科学合理药补是中医养生家提倡的一种方法，但一定要因

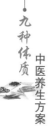

人因时辨证施补。人体处于阴阳气血平衡状态下，不必采取药补的方法，但机体出现一时性的偏颇和虚弱的现象，或在冬季身体虚弱需要进补时，可采取药物调补。

根据不同年龄进行补益。小儿内脏娇弱，易虚易实，饮食不节易伤脾胃，可以在冬季健脾，用茯苓、山楂、大枣、薏苡仁、红小豆等；青年学生学习负担重、睡眠不足时，易引起心脾不足或心肾不足，可以选用莲子、龙眼肉等；中年人工作负荷重、作息不规律时，易损伤气血，可以用枸杞子、黄芪、当归等补养气血；老年人身体功能衰退，可以选用杜仲、山药等辨证进补。

此外，男女性别不同，补益方法也不同。女性应注重调养气血，男性应注重补肾。尽量选用药食同源之品，以减少药性的偏颇。服用补药要恰到好处，不可过偏，否则会导致阴阳失调。

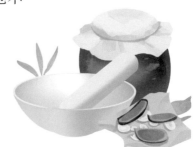

第二篇

气虚体质

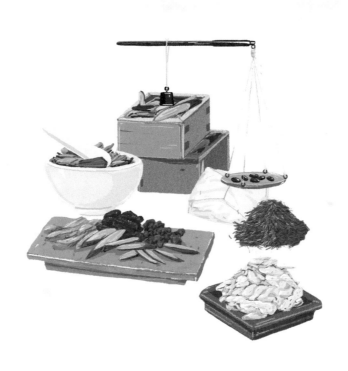

第一章 气虚体质概述

❶ 定义

气虚体质是指以气虚、气息低弱、脏腑功能状态低下为主要特征的体质状态。

❷ 形成的原因

多因先天禀赋不足或后天失养,如孕育时父母体弱、早产、人工喂养不当、偏食、厌食、病后气亏、年老气弱等。

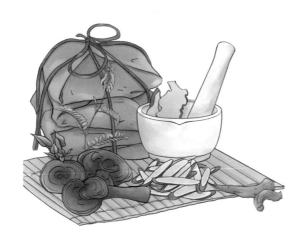

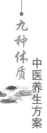

③ 形体特征和常见表现

判断是否气虚，首先看体态。气虚体质的人多气力不足，感到缺乏体力和精力，稍劳作便有疲劳之感。机体的免疫功能和抗病能力都比较低下。常见表现是平素气短懒言，疲乏神倦，易出汗，舌淡红、胖嫩、边有齿痕，脉象虚缓；有的可见面色萎黄或淡白、口淡少华、毛发不泽、健忘等。

④ 心理特征

性格内向，情绪不稳定，胆小，不喜欢冒险。

⑤ 发病倾向

这类人平素体质虚弱，卫表不固，容易疲乏，易患感冒及内脏下垂等病，如咳嗽、支气管炎、胃下垂、肾下垂、脱肛等。

⑥ 对外界环境的适应能力

气虚体质的人一热就容易出汗，一降温就怕冷怕风，对外界环境的适应能力表现为不耐受寒邪、风邪、暑邪。

⑦ 体质代表人物

《红楼梦》人物秦可卿。原文第十回中明确描述了她的特点：一是气短懒言，到了下半天就懒得动，话也懒得说；二是眼神发眩。这些都是气虚体质的典型特征。

第二章　气虚体质的调养

中医典籍《黄帝内经》名句："正气存内，邪不可干。"保持人体正气，使阴阳平衡，病邪难以侵害身体。脾胃为后天之本，气虚体质的人尤其应调养好脾胃功能，以改善气虚状态。气虚体质的人调养原则为健脾益气，培补元气。

第一节　情志调摄

气虚体质的人情志调摄基本要点是做好性格的调养和肝脾功能的调养。

❶ 性格调养

鉴于气虚体质的人性格多内向、情绪不稳定、胆小，应培养豁达乐观的生活态度，不宜过度劳神，避免过度紧张，保持稳定平和的心态。

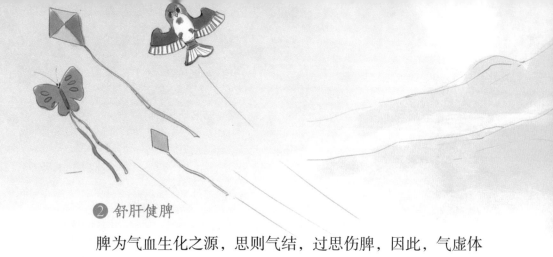

② 舒肝健脾

脾为气血生化之源，思则气结，过思伤脾，因此，气虚体质的人应保持良好的心情和平和的心态。平时宜欣赏节奏比较明快的音乐，以振奋精神。春季阳气生发，气虚体质的人应注意维护好肝的疏泄功能，保持心情愉快，可外出散步、旅游等，使阴阳调和、气机通畅。

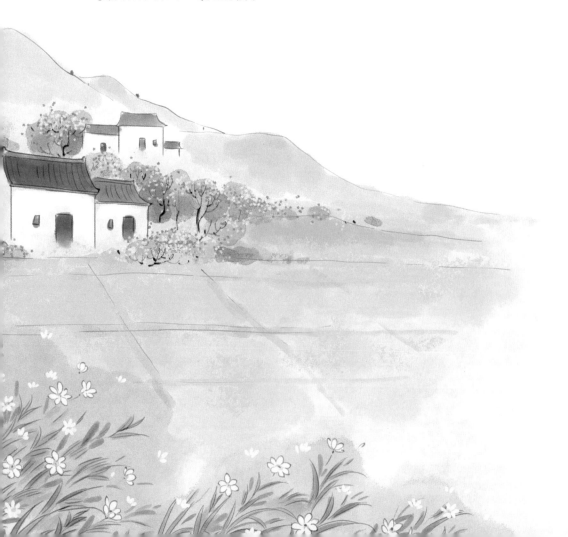

第二节 起居调养

气虚体质的人易感受外邪，起居调养要注意以下几点。

① 顺应四时

气虚体质的人卫阳不足，易于感受外邪，应做到顺四时而适寒暑，尤其要避免遭受"虚邪贼风"，注意保暖，不要劳汗当风，防止外邪侵袭。此外，经常按摩足三里穴可以健脾益气，改善气虚体质。

② 起居有常

气虚体质的人要做到起居有常，养成良好的起居作息规律，提高对环境的适应能力。脾主四肢，故经常活动四肢可帮助改善气虚体质。

③ 保精敛汗

过劳则气耗，在日常生活中应注意避免出现过度体劳伤脾气和过度房劳伤肾气的现象。

过汗耗气伤阴。气虚体质的人在夏季要做好防暑降温工作，以免出汗太过而气随液脱。

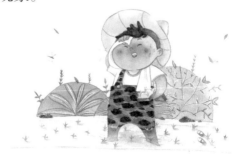

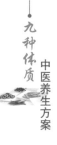

第三节 饮食调养

脾为后天之本，五脏六腑之气皆赖之以化生、充养，故气虚体质的人饮食调养原则是调理和顾护脾胃功能，健脾益气。

❶ 食物选择

粳米、糯米、小米、黄米、大麦、荞麦、莲子肉、蜂蜜、白扁豆、山药、大枣、红薯、大豆、豆腐、菱角、马铃薯、胡萝卜、香菇、牛肉、牛肚、鸡肉、鸡蛋、鹅肉、兔肉、鹌鹑、鹌鹑蛋、青鱼、鲢鱼、鲫鱼、黄鱼和鲈鱼等。

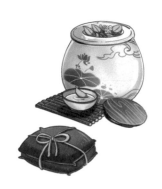

❷ 饮食禁忌

不宜多食生冷、苦寒、辛辣燥热等较偏颇的食物，如大蒜、胡椒、辣椒、花椒、紫苏叶、薄荷、野菊等。不宜多食滋腻、难于消化的食物。忌食破气耗气的食物，如山楂、佛手、槟榔、柚子、芥菜等。忌峻补和滥补。气虚体质的人脾胃功能较弱，乱用补法可产生"虚不受补"的现象。

第四节 运动锻炼

气虚体质的人运动宜做到"形劳而不倦",不宜进行强体力运动,要掌握与体质相适应的运动锻炼原则、功法和方法。

❶ 遵循运动原则

气虚体质的人体能偏低,易因过劳而耗气,故不宜进行强体力运动,不宜做大负荷运动和出汗过多的运动,忌用猛力和做长久憋气的动作,以免耗损元气。

❷ 选择合适功法

根据自己的体能,选择一些轻慢、舒缓、强度和负荷较小的运动项目,有助于人体力气的补充和耐久力的改善。如练习太极拳、太极剑、保健功等,气功可练习"六字诀"中的"吹"字功,常练可以固肾气,壮筋骨,逐渐改善体质。

❸ 掌握锻炼方法

锻炼宜采用低强度、多次数的方式,适当增加锻炼次数,减少每次锻炼的总负荷量,控制好运动时间,持之以恒,循序渐进。

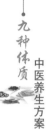

第五节 药食保健

气虚体质的人进行药食保健的主要目的是健脾益气，增强自身免疫力，改善体质状态，提高抗病能力。

❶ 适用中药

可选用人参、黄芪、党参、西洋参、太子参、白术、茯苓等，适用于气虚不足、面色㿠白、气短乏力、脾虚泄泻者。

❷ 适用方剂

可选用四君子丸、参苓白术丸、归脾丸等。

❸ 适用药膳

中药配制药膳，可起到健脾益气的作用，对增强自身免疫力和身体基本素质很有帮助。

可选用人参莲子汤。人参15克、莲子15个、冰糖50克，一并置于碗内，隔水加热蒸1小时，温服，有益气养心安神之作用，对因气虚引起的心慌、失眠有改善之功效。

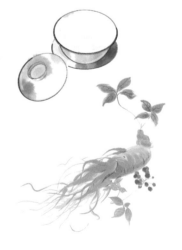

第三章 气虚体质的基础治疗

　　气虚体质的治疗目的是健脾益气补肺。全国名老中医药专家宋恩峰教授拟方：太子参 10 克，黄芪 20 克，党参 10 克，炒白术 15 克，茯苓 15 克，山药 10 克，莲子 15 克，大枣 5 克。一日一剂，煎水 400 毫升，分两次服用。

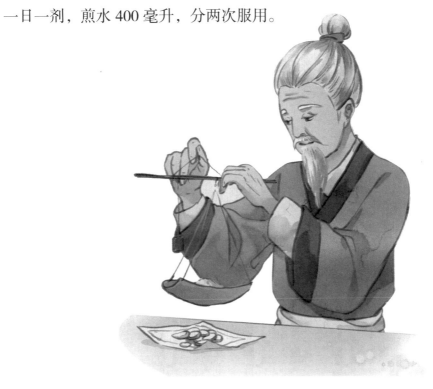

21

第三篇

阳虚体质

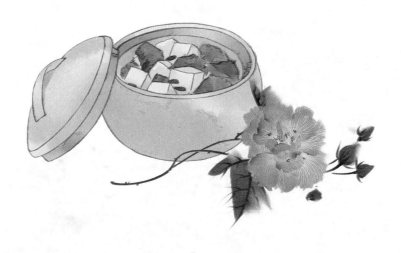

阳虚体质概述

① 定义

阳虚体质是指因人体阳气不足而导致体质偏颇，以机体不得温煦、形寒肢冷等虚寒表现为主要特征的体质状态。

② 形成的原因

多为先天不足，或后天失养。如孕育时父母体弱，或年长受孕，或早产，或年老阳衰等。

③ 形体特征和常见表现

多形体白胖，肌肉松软，不健壮。常见表现主要是平素畏冷，手足不温，喜热饮食，神色晦暗，口唇色淡，毛发易落，易出汗，大便溏薄，小便清长。

④ 心理特征

性格多沉静、内向。

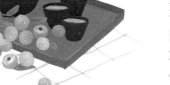

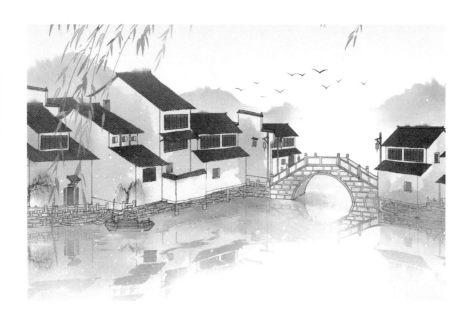

⑤ 发病倾向

发病多为寒证，或易从寒化，易患痰饮、肿胀、泄泻、阳痿。

⑥ 对外界环境的适应能力

对外界环境的适应能力表现为不耐受寒邪，耐夏不耐冬，易感湿邪。

⑦ 体质代表人物

《红楼梦》人物贾宝玉。原文记载贾宝玉曾魂魄出窍，去到太虚幻境，尽见一些过世之人，如黛玉、元春、尤三姐、鸳鸯、晴雯等人。正在大家围着宝玉哭泣之时，宝玉苏醒过来了，从太虚幻境回到人间。此时只见王夫人叫人端了碗桂圆汤，宝玉喝了几口，渐渐地定了神，后来又连日服用桂圆汤，一天好似一天，渐渐地复原起来。由此可以看出他符合阳虚体质的特征。

第二章

阳虚体质的调养

阳虚体质的人调养关键在于温阳、养阳、通阳。明代医家、养生家张介宾说："天之大宝，只此一丸红日；人之大宝，只此一息真阳。"调养原则是扶阳固本，防寒保暖，温补脾肾，化湿通阳，重点温运脾、肾、心的阳气。

第一节　情志调摄

阳虚体质的人情志调摄要建立科学的生活方式，掌握释放不良情绪的方法，丰富生活内容。

1 改善生活方式

阳虚体质的人应保持活跃的精神状态，避免消沉。

2 调节自我情绪

阳虚体质的人常常情绪不佳，易低

27

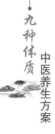

沉，应学会调节自己的不良情绪，和喜怒，去忧悲，防惊恐。要善于自我排遣或与人倾诉，改变心境，提高心理素质。

③ 参与社会活动

多参与集体项目的休闲娱乐活动，如球类运动、跳舞、旅游等，通过肢体的运动振奋阳气，养身心，陶冶情操。

第二节 起居调养

阳虚体质的人畏寒，易受风寒侵袭，在日常生活中一定要顾护阳气，避免受寒。可遵照"春夏养阳"的原则，安排起居生活内容。

① 顾护阳气，避免受寒

冬季宜暖衣温食，尤其要注意腰部和下肢的保暖，以养护阳气。室内温度最好不要低于18℃，宜多动少静，以保护阳气。夏季暑热多汗，易导致阳气外泄，使阳气虚于内，要尽量避免强力劳作，也不可恣意贪凉饮冷。

② 春夏养阳，培补阳气

春夏季节阳气升发，可借自然界阳气之助以培补阳气。宜住坐北朝南的房子，不要贪凉而在室外露宿或在温差大的房子中睡觉，以免受风寒而患病。不宜在阴暗、潮湿、寒冷的环境中长期工作和生活。宜在阳光充足的情况下适当进行户外活动。

❸ 按摩壮阳保健

按摩气海、足三里、涌泉等穴位可以补肾助阳。捏脊法是改善阳虚的好方法。古代医家养生长寿术中的核心功法卧功中以脊柱、腹部运动调节督脉、任脉，滋阴养阳。现代研究认为，卧功可以使脊神经得到锻炼和强化，巧妙而恰当地调整自主神经系统，还可以施功于性腺，促进性激素的分泌，保证内脏器官的健康和发挥最佳功能，以保障人体的健康需要。

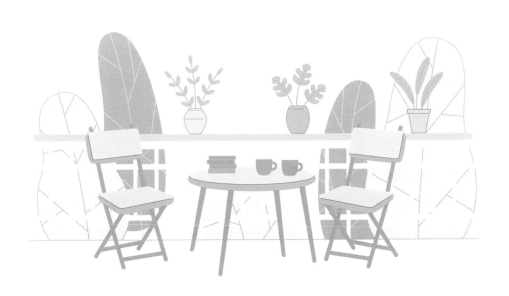

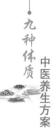

第三节 饮食调养

"肾阳为根,脾阳为继。"肾阳为一身阳气之本。阳虚体质的人饮食调养的重点是温补脾肾。食物选择要注意以下两点。

❶ 多食具有温补阳气作用的食物

温热性的食物大多具有温补阳气的作用,如牛肉、羊肉、狗肉、鹿肉、带鱼、虾、鸡肉、板栗、荔枝、龙眼、韭菜、洋葱、香菜、胡萝卜、生姜和辣椒等。这些食物可补五脏,壮阳气,改善阳虚体质。

❷ 少食生冷、苦寒、黏腻的食物

这类食物易伤人体阳气,有碍脾胃。尤其是在盛夏季节,注意不要贪食寒凉之品,如田螺、西瓜、黄瓜、苦瓜、绿豆、绿茶等冷食和冷饮。

第四节 运动锻炼

阳虚体质的人运动锻炼要以振奋阳气、促进阳气的生发和流通为目的。合理安排运动方法、内容、时间,以获得理想的效果。

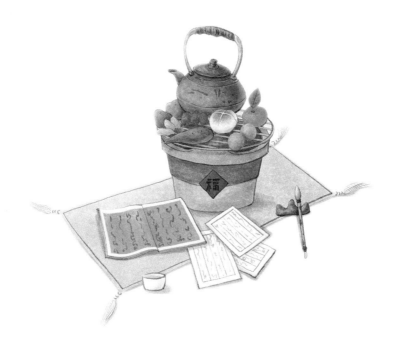

❶ 运动锻炼原则

"动则生阳"，故阳虚体质的人要加强有氧锻炼，尤其是在春夏季节，应适当增加户外活动的时间。运动量不宜过大，注意不可出汗过多，以防汗出伤阳。可选择适合自己的运动项目，如散步、慢跑、球类运动等。

❷ 锻炼方法合理

秋冬季节运动锻炼也应坚持不懈，阳光充足的上午为最佳运动时间，每天最好进行 1 ～ 2 次运动锻炼。秋冬季节可适当

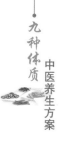

减少体能消耗，选择节奏稍慢的运动项目，如太极拳、五禽戏、八段锦等，以振奋阳气、促进阳气的生发和温通。

第五节　药食保健

阳虚体质的人药食保健当以补肾温阳、培本固元、强身健体为首要原则，也可遵循"冬令进补"的法则，合理配用补阳的药，辨证配膳，以增强体质。

❶ 常用中药

常用的有补阳作用的中药有鹿茸、海狗肾、紫河车、九香虫、补骨脂、杜仲、续断、肉苁蓉、巴戟天、沙苑子、骨碎补、狗脊等。阳虚体质的人调补宜在冬季进行，常用膏方和食补两种方式，有防治疾病、滋补强身及抗老延年的显著功效，备受人们青睐。

❷ 药饵方剂

偏于肾阳虚者可选用金匮肾气丸，偏于脾阳虚者可选用理中丸或附子理中丸等温阳补阳药。

❸ 药膳保健

根据身体状态，辨证配膳。如可选用芡实炖牛肉或羊肉，加大枣，或芡实、大枣、花生仁加红糖炖服，以调理脾胃功能。

第三章 **阳虚体质的基础治疗**

　　阳虚体质的治疗目的是温阳固本。全国名老中医药专家宋恩峰教授拟方：太子参 10 克，熟地黄 10 克，肉桂 10 克，鹿茸 10 克，龟版 10 克，干姜 10 克，桂圆 15 克。一日一剂，煎水 400 毫升，分两次服用。

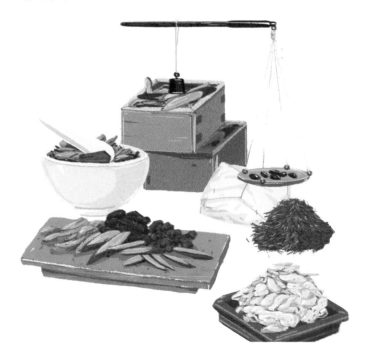

第四篇

阴虚体质

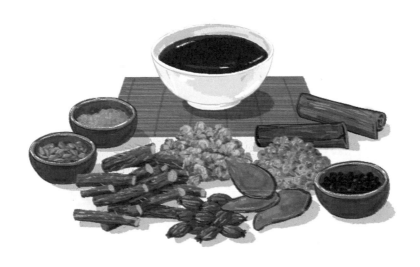

第一章 阴虚体质概述

❶ 定义

阴虚体质是指因阴精或津液亏损而导致体质偏颇，以精亏津少、阴虚内热、失于滋养为主要特征的体质状态。

❷ 形成的原因

多为先天不足或后天失养，如孕育时父母体弱、年长受孕、早产、纵欲耗精、积劳阴亏或患出血性疾病等。

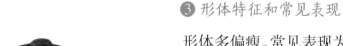

❸ 形体特征和常见表现

形体多偏瘦。常见表现为口渴喜冷饮，大便干燥，舌红，少津少苔；或见面色潮红，两目干涩，视物模糊，皮肤偏干，眩晕耳鸣，睡眠差，脉象细弦或数。

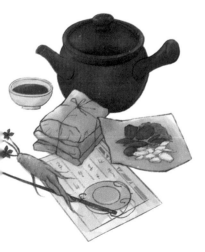

❹ 心理特征

多性情急躁，外向好动，活泼。

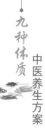

⑤ 发病倾向

易患阴虚燥热类疾病，病后易表现出阴亏症状。

⑥ 对外界环境的适应能力

平素不耐受热邪、燥邪，耐冬不耐夏。

⑦ 体质代表人物

《红楼梦》人物王熙凤。书中这样描述王熙凤——"嘴甜心苦，两面三刀，上头笑着，脚底下就使绊子，明是一盆火，暗是一把刀"。心情跌宕，莫名焦虑，睡眠质量差，这些都是阴虚体质的典型表现。

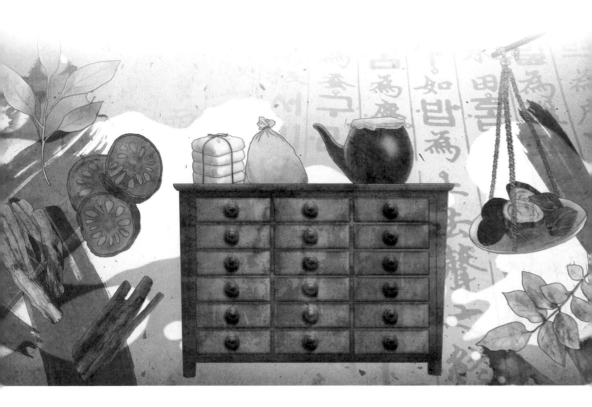

第二章 阴虚体质的调养

中医典籍《黄帝内经》说："阴虚生内热。"阴虚体质的人常出现肾阴不足。所谓肝肾同源，中医所指的肾和肝与荷尔蒙分泌、神经系统、骨骼、生殖和泌尿系统有关。常见肝阴虚、肾阴虚、心阴虚、肺阴虚、胃阴虚等，要遵循滋阴潜阳的原则，养阴降火，镇静安神。

第一节　情志调摄

阴虚体质的人性情较急躁，易五志化火，情志过极，进而加重体质的偏颇，所以要更加重视情志调摄。

❶ 调摄情绪，安定心志

情志过极，或暗耗阴血，或助火生热，易加重阴虚体质的偏颇，故应学会调节自己的情志，释放不良情绪，安神定志，以舒缓情志。

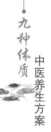

②修身养性，平和心态

在心性修养方面，应遵循"恬淡虚无，精神内守"的原则。多静少动，可阅读一些指导思想修养的经典名著，提升人生境界；亦可在空闲时到庙宇中感受心性的修炼，感悟人生，使自己的情绪维持在比较平和的状态，建立良好的控制情绪的习惯。学会正确对待喜与忧、苦与乐、顺与逆，保持稳定的心态。

第二节　起居调养

阴虚体质的人性情急躁、好动、怕热、容易失眠，合理安排起居，使生活规律有序，对于改善体质有重要作用。

①居住环境调护

阴虚体质的人应遵循"秋冬养阴"的调养原则，居住环境宜安静，选择坐南朝北的房子。秋季燥气当令，更易伤阴，此时应更加注意居住环境及工作环境中湿度的调节。

②起居调护

阴虚之质，由于阴不制阳而阳气偏亢。阴虚体质的人应保证有充足的睡眠时间，以藏养阴气。工作紧张、熬夜、剧烈运动、高温酷暑下工作和生活会加重阴虚倾向，故应尽量避免。

③冬季调护

冬季要更加注重保护阴精。肾阴是一身阴气之本，偏于阴

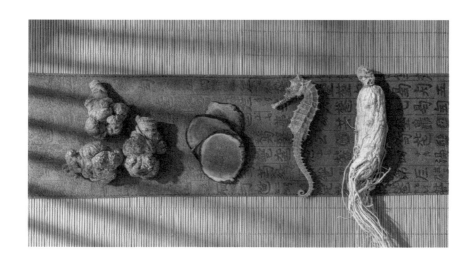

虚体质者要节制房事，惜阴保精，房事太过会导致伤元阴。

④ 生活习惯调护

阴虚体质的人应戒烟限酒。长期吸烟饮酒易致燥热内生，而见口干咽燥或咳痰咯血，加重体质的偏颇。

第三节　饮　食　调　养

阴虚体质的人饮食调养原则以滋阴潜阳、降火润燥、保养阴精为重点。在生活中要充分注意食物的选择和饮食宜忌。

① 多食具有养阴生津润燥作用的食物

糯米、黑米、乳品、莲藕、银耳、百合、雪梨、蜂蜜、甘蔗、黑豆、黑木耳、莴苣、豆腐、核桃、黑芝麻、松子、蟹肉、

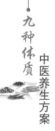
海蜇、猪肉、猪蹄、鸭肉、鹅肉、兔肉、鹌鹑、鸽肉、鸡蛋等，这些食物多甘寒性凉，皆有滋补机体阴气的功效。适当配合食用一些血肉有情之品，如甲鱼、燕窝、海参、牡蛎、蛤蜊、淡菜、干贝、乌贼、紫河车等，滋补阴血的功效更好。

② 少食刺激性和温热香燥的食物

煎、炸、炒、爆的食物及脂肪含量过高的食物宜少吃。葱、姜、蒜、韭菜、辣椒和花椒等也应少吃。

③ 药膳调养

选择合适的药膳调补肝肾之阴，如四味养阴粥：山药100克、粳米200克、枸杞子25克、百合25克，加水煮至烂熟，加入调味品即可，既能补气又能养阴。

第四节 运动锻炼

阴虚体质的人运动锻炼原则为选择中小强度的项目及比较柔和的功法，以取得内练生津、咽津养阴之功效为目的，这样才有利于改善体质。

❶ 运动锻炼项目

可选择太极拳、八段锦、固精功、游泳、静气功等。游泳能够滋润肌肤，增强体质。静气功能帮助人体调节内分泌系统，促进脾胃运化，帮助体液生成，有利于改善阴虚体质。也可进行传统动静结合的项目，如练习"嘘"字功，以涵养肝气。

❷ 运动锻炼注意事项

阴虚体质的人阳气偏亢，应尽量避免进行大强度、大运动量的锻炼，不宜在炎热的夏季或闷热的环境中运动，不宜蒸桑拿，否则出汗过多，损伤阴液，不利于体质的调养。

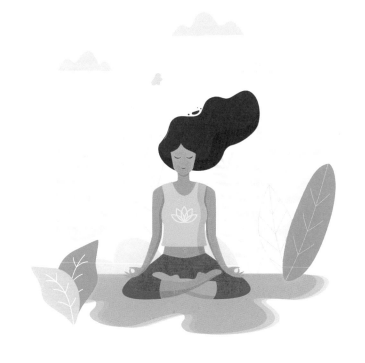

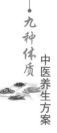

第五节　药食保健

中医认为"肾为先天之本""肝肾同源"。阴虚体质的人选用的中药和中成药应具有滋补肝肾、滋阴降火、养心安神之功效。禁用壮阳峻补之品。

❶ 常用中药

可选用燕窝、百合、枸杞子、桑葚、沙参、天冬、麦冬、黄精、玉竹、冬虫夏草、山茱萸、女贞子、淮山药、龟版、罗汉果、石斛等。

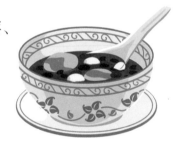

❷ 药饵方剂

肺阴虚者，宜服养阴清肺汤、百合固金汤。心阴虚者，宜服天王补心丹、柏子养心丸。肾阴虚者，宜服六味地黄丸。肝阴虚者，宜服一贯煎。阴虚火旺者，宜服大补阴丸、知柏地黄丸。

❸ 药膳调养

枸杞子、地骨皮、甘菊、牛膝、石菖蒲、远志、生地黄各等份，煲汤，日服二次，有养阴安神、聪耳明目、乌发养颜、延年益寿的功效，可用于改善肝肾阴虚、未老先衰、心虚健忘、肝血不足、头晕耳鸣、须发早白等。

第三章 阴虚体质的基础治疗

阴虚体质的治疗目的是滋阴降火润燥。全国名老中医药专家宋恩峰教授拟方：生地黄 10 克，北沙参 10 克，麦冬 15 克，玉竹 10 克，石斛 10 克。一日一剂，煎水 400 毫升，分两次服用。

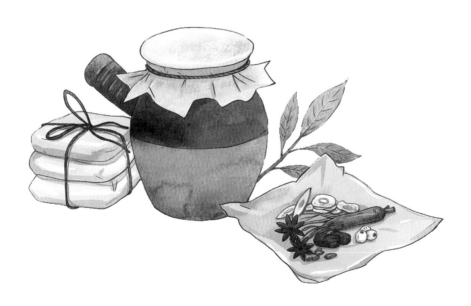

第五篇

痰湿体质

第一章 痰湿体质概述

❶ 定义

痰湿体质是指因痰湿内蕴而导致体质偏颇，以形体肥胖、黏滞重浊等痰湿表现为主要特征的体质状态。

❷ 形成的原因

多为先天遗传，或后天饮食失衡、过食肥甘、起居失常、缺乏运动等。

❸ 形体特征和常见表现

多见形体肥胖，腹部肥满松软。常见表现为面部皮肤油脂较多，多汗且黏，胸闷痰多，喜食肥甘，舌苔白腻，脉滑等。有的还可见到面色发黄，容易困倦，身重不爽，舌体胖大等表现。

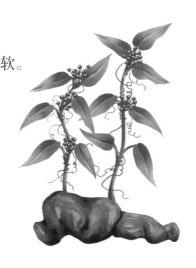

④ 心理特征

性格偏温和，稳重谦恭，豁达，多善于忍耐。

⑤ 发病倾向

易患肥胖症、脂肪肝、高血压、糖尿病、中风、冠心病、月经不调等。

⑥ 对外界环境的适应能力

对外界环境的适应能力表现为对梅雨季节及潮湿环境的适应能力差，易患湿证。

⑦ 体质代表人物

《红楼梦》人物贾元春。原文描述她身体发福，因染了寒气，勾起旧病，发了痰疾。湿为有形之阴邪，黏滞重浊，又外感寒邪，两相和合，最损人之阳气，以致痰气壅塞，四肢厥冷。这就是痰湿体质的特点。

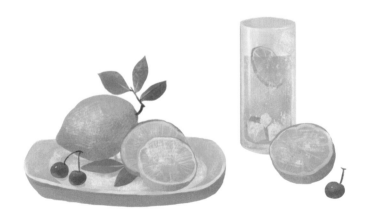

第二章 痰湿体质的调养

中医认为"肥人多湿""胖人多痰"。痰湿肥胖的发生多与中年之后肾气渐衰、脾肾阳虚、脾虚湿滞、水湿化痰密切相关。痰湿体质的人调养原则为健脾补气，祛湿化痰，畅达气血，重点调养好肺、脾、肾三脏的生理功能。

第一节 情 志 调 摄

痰湿体质的人性格多温和，并善于忍耐，但忍耐过度会导致气郁结于胸，久之伤肝脾气机，脾失运化会加重痰湿。因此，情志的调摄对于改善痰湿体质是非常重要的。

❶ 舒畅情志

痰湿体质的人常对情志刺激过度忍耐，日久天长，不利于心理健康，故应舒畅情志，避免体内各种郁积的发生或加重。

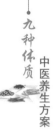

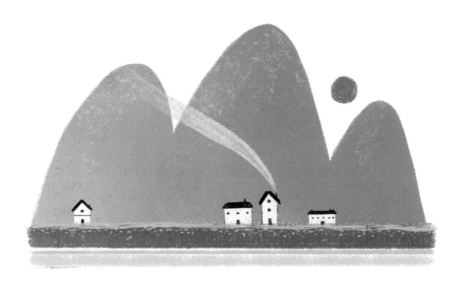

② 培养广泛的兴趣爱好

开阔眼界，合理安排休闲、度假、娱乐活动，以舒畅情志，调畅气机，改善体质，保持健康。

③ 丰富业余生活

痰湿体质的人宜动不宜静，可选择欣赏节奏比较欢快的音乐或进行旅游、爬山、跳舞等活动，避免注意力长时间过度集中。

第二节　起居调养

一分湿气一分寒，"寒生湿，湿生痰"，也就是说寒湿会加重痰湿内蕴，加重痰湿体质的偏颇。痰湿体质的人在居住环境和生活习惯方面要注意以下几点。

① 居住环境的调护

居住及工作环境宜干燥，宜选择坐北朝南的房子。

② 休闲活动的选择

痰湿体质的人平时应多进行户外活动，如散步、慢跑等，以舒展阳气，通达气机。借助自然界之力宣通人体之阳气。衣着应透湿散气，有利于湿浊的发散。

③ 长夏季节的调养

长夏季节雨水多，湿度大，湿邪困脾，因此要特别注意防范湿浊之邪的侵袭；寒凉伤脾，故不可过于贪凉，以免加重体内痰湿的积聚，同时也要避免淋雨受寒，防止寒湿内侵。

第三节 饮 食 调 养

痰湿体质的人在饮食上要"管住嘴"，既要科学合理饮食，又要充分注意饮食禁忌。痰湿体质的人饮食调养重在祛湿化痰、健脾益气，同时还要从根本上改变不良的饮食方式。

① 常用食物

可选择薏苡仁、荞麦、燕麦、高粱、玉米、蚕豆、黄豆、豆腐、扁豆、红小豆、花生、芋头、韭菜、黄花菜、木耳、荸荠、枇杷、茄子、洋葱、丝瓜、冬瓜、黄瓜、苦瓜、竹笋、山药、白萝卜、胡萝卜、西红柿、藕、芹菜、包菜、白菜、紫菜、海带、青鱼、鲫鱼、泥鳅、黄鳝、海蜇、柠檬、樱桃、杨梅、石榴、冰糖等。

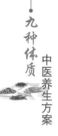

② 饮食禁忌

少食肥甘、油腻、滋补、酸涩及苦寒之品，如油炸食物、肥肉、奶油、蟹黄、鱼子、龟鳖、燕窝、奶酪、巧克力、甜品、冰激凌、银耳、芝麻、核桃、板栗、西瓜、桃子、梨、香蕉、甘蔗、醋等。

③ 饮食习惯

饮食宜清淡，酒不宜多饮，进食宜慢，勿过饱。

第四节　运动锻炼

痰湿体质的人常体虚倦怠，运动锻炼的原则、形式、方法应遵循以下内容。

① 运动锻炼原则和形式

因人而异，循序渐进，长期坚持。根据自身的具体情况选择运动项目，如散步、慢跑、乒乓球、羽毛球、网球、游泳、武术、健身操以及适合自己的各种舞蹈，以振奋阳气、发散湿浊，并做到坚持不懈，持之以恒。痰湿体质的人一般体重较大，要注意运动的节奏，循序渐进地进行锻炼，保障人身安全。

❷ 运动锻炼方法

痰湿体质的人多形体肥胖，患高血压、高脂血症、冠心病、痛风的概率较高。因此，一切针对单纯性肥胖的运动锻炼方法都适合痰湿体质的人。痰湿体质的人要加强机体物质代谢过程，宜做较长时间的有氧运动。运动时间应在 14：00～16：00 阳气极盛之际，运动环境应为温暖宜人之地。对于体重超重、陆地运动能力较差的人，宜进行游泳锻炼。

第五节　药 食 保 健

痰湿体质的人药食保健要以健脾利湿、润肠通便、温补肾阳为主，合理选用具有芳香化浊、健脾化湿、升清降浊功效的药物。

❶ 常用中药

可选用茯苓、白果、半夏、薏苡仁、白术、黄花菜、枳壳、藿香、佩兰、苍术、白豆蔻、槟榔、升麻、泽泻、葛根、木香、通草等，减少痰湿和肥甘厚腻对脾胃的伤害，逐渐化解体内痰湿。

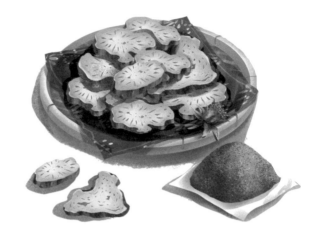

② 药饵方剂

可选用二陈汤、六君子汤或香砂六君子汤。

③ 注意事项

　　痰湿体质的人不宜盲目乱用滋腻之品，以防湿浊留滞。摄入具有滋补作用的食物和药物时，容易引起腹胀、食欲减退等不适，配合健脾化湿的中药可以缓解上述不适症状。

第三章

痰湿体质的基础治疗

　　痰湿体质的治疗目的是祛湿化痰。全国名老中医药专家宋恩峰教授拟方：姜半夏 10 克，厚朴 10 克，茯苓 15 克，苍术 10 克，白术 10 克。一日一剂，煎水 400 毫升，分两次服用。

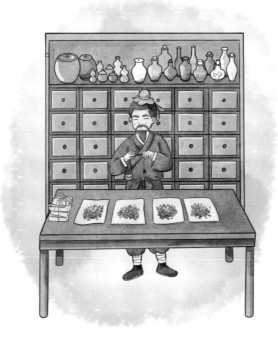

湿热体质

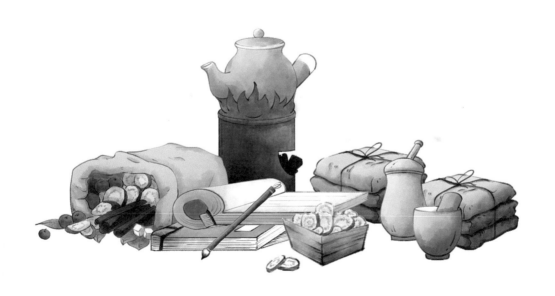

第一章 湿热体质概述

❶ 定义

湿热体质是指因湿热内蕴而导致体质偏颇，以面垢油光、苔黄腻等湿热表现为主要特征的体质状态。

❷ 形成的原因

多因先天禀赋。另外，久居湿地、喜食肥甘、长期饮酒、劳倦过度均可影响脾胃功能，使运化失职，水湿滞留体内，再遇外界湿热之邪侵袭，致火热内蕴，易形成湿热体质。

❸ 形体特征和常见表现

形体多偏胖。常见表现为平素面垢油光，易生痤疮粉刺，舌质偏红，苔黄腻，易口苦口干，身重困倦；或见心烦懈怠，眼睛红赤，大便燥结或黏滞，小便短黄，男易阴囊潮湿，女易带下量多。

第六篇　湿热体质

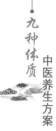
④ 心理特征

性格多急躁，易怒。

⑤ 发病倾向

易患高血压、中风、冠心病、心绞痛等。

⑥ 对外界环境的适应能力

对外界环境的适应能力表现为对潮湿或气温偏高的环境较难适应，尤其夏末秋初湿热交蒸的时候。

⑦ 体质代表人物

《水浒传》人物李逵。书中记载他个性野蛮、粗鲁，总是大碗喝酒，大块吃肉，最后喝了毒酒自尽。《伤寒论》中多次提到的"酒客"，即经常饮酒之人，也多属于湿热体质。

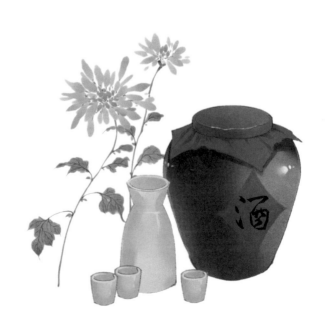

第二章

湿热体质的调养

湿热体质以湿热内蕴为主要特征，体内环境就像"桑拿天"，湿热氤氲，胶着难解，排泄不畅，内外环境都显得不洁净。其调养原则是清肝健脾、清热祛湿、分消走泄。

第一节　情　志　调　摄

湿热体质的人性情较急躁，外向活泼，为了避免七情过极、助火生热，加重体质的偏颇，建议遵循下述几个方面进行调摄。

 加强心性修养

学会心理美容。中国文化有"养生莫若养性"的古训，心性修养是非常重要的。要想学会心理美容，就要提高文化修养，可以多学习一些道家和儒家的文化典籍，增强文化底蕴和生命的内聚力。

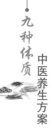
② 掌握调节不良情绪的方法

应学习和掌握一些释放不良情绪的科学方法。在出现不良情绪时，根据具体情况采用节制法、疏泄法、转移法等不同方法，化解或释放不良情绪，舒缓情志，稳定心态。

③ 培养广泛的兴趣爱好

选择欣赏节奏比较和缓的音乐以及读书、下棋、游泳等活动，使心情保持平静。在气候炎热的季节，尤其是长夏季节应注意控制情绪，减少或避免烦躁情绪的产生。

第二节 起居调养

湿热体质的人需要高度重视起居方面的调理和保养，建立合理的生活方式，纠正不良的生活习惯，应天顺时，做好调养。

① 养成良好的生活习惯

起居有常，生活规律，不要长期熬夜、过度疲劳。居室环境宜清洁通风，不宜居住在潮湿的环境中，宜选择坐北朝南的房子居住。保持二便通畅，防止湿热郁聚。注意个人卫生，预防皮肤病变。

② 改正不良嗜好，戒烟限酒

烟草为辛热秽浊之物，性热而质湿，易于生热助湿，久受烟毒可致肺胃不清。酒为熟谷之液，中医认为其"湿中发热近于相火"，堪称湿热之最。嗜烟好酒是湿热体质的重要成因，要想改善体质，必须戒烟限酒。

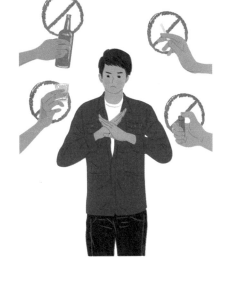

❸ 多进行户外活动

平时多进行一些户外活动，如散步、空气浴、森林浴等。阳气生发的春夏季节更应避免内热在体内郁积。

❹ 重视长夏季节的调养

在湿热氤氲的环境中要注意防止湿热的侵袭。不可过于贪凉，以免内热不得发散而郁于体内。

第三节　饮　食　调　养

湿热体质的人体内同时存在湿和热两种不同属性的邪气，既不能过食辛辣燥烈、大热大补之物，又不能多吃肥甘厚腻的食物。饮食调养的要点在于合理饮食，清热祛湿，增强脾胃运化水湿的功能，清肝利胆，避免湿热内蕴。

❶ 多食清热祛湿的食物

可选用薏苡仁、莲子、茯苓、红小豆、蚕豆、扁豆、绿豆、

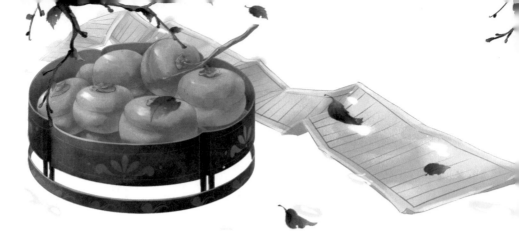

鸭肉、鲫鱼、鲤鱼、海带、冬瓜、丝瓜、葫芦、苦瓜、黄瓜、西瓜、白菜、芹菜、荠菜、卷心菜、莴笋、莲藕、空心菜、萝卜、豆角、绿豆芽等。宜增加强碱性食物的摄入，可多吃葡萄、海带、柑橘、柿子、黄瓜和胡萝卜等。

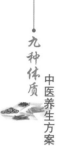 饮食禁忌

不宜过食生冷之品，如冰激凌、冷冻饮料等；少吃甜食，少喝甜饮，少吃辛辣之物，少吃肥甘厚味之物，如奶油、奶酪、肥肉、动物内脏、狗肉、鹿肉、羊肉、蟹黄、鱼子、巧克力、姜、葱、蒜和辣椒等；忌暴饮暴食，克服爱吃零食的不良习惯。

第四节　运动锻炼

湿热体质的人常表现为阳气偏盛，多见于中青年身体健壮者。建议按照不同季节和气候环境进行有针对性的运动锻炼。

❶ 锻炼原则

宜进行大强度、大运动量的锻炼，如中长跑、游泳、爬山、武术、各种球类等，可以消耗体内多余的热量，排泄多余的水分，达到清热祛湿的目的。还可以将力量训练和中长跑结合进行锻炼，力量训练可在健身房教练指导下进行。湿热体质的人在运动时应当避开暑热环境，以免内伤脾胃、外助阳热之气。

❷ 锻炼方法

宜多进行户外活动，如春季进行踏青、放风筝等，可使人体气机调畅，水湿运化；秋季天气凉爽，登高而呼，有助于调理脾胃，清热祛湿。在导引功法中，可练六字诀中的"呼""嘻"字诀，有健脾清热祛湿的功效。

第五节　药 食 保 健

从总体上讲，湿热体质的人药食保健应选用具有清热祛湿功效的药物，但从临床辨证分型来看，湿热又可分为湿重于热、热重于湿和湿热并重几个类型，湿和热在程度上有一定的差异，所以用药可有的放矢，有所侧重。

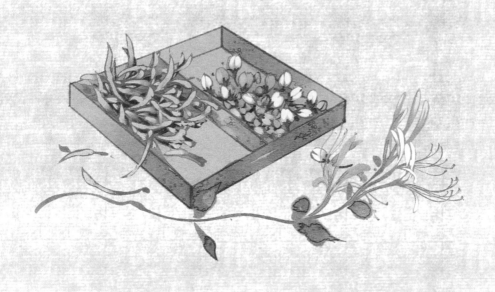

❶ 常用中药

具有清热祛湿作用的中药有滑石、生甘草、杏仁、薏苡仁、白豆蔻、紫苏梗、白茅根等。热重以清热为主，可选用金银花、蒲公英、野菊花、紫花地丁、黄连、厚朴、葛根等。在这一原则下，再根据某些特殊表现选择相应的药物。

❷ 药饵方剂

可常备六一散、藿香正气水等。尤其是长夏季节，更需注重清热祛湿。具体情况要在专业中医医生的指导下辨证施治。

第三章 湿热体质的基础治疗

　　湿热体质的治疗目的是清热祛湿。全国名老中医药专家宋恩峰教授拟方：黄芩 10 克，黄连 5 克，黄柏 5 克，生地黄 10 克，玄参 10 克，茯苓 10 克，薏苡仁 10 克，甘草 5 克。一日一剂，煎水 400 毫升，分两次服用。

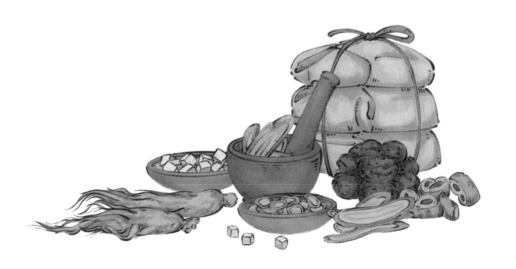

气郁
体质

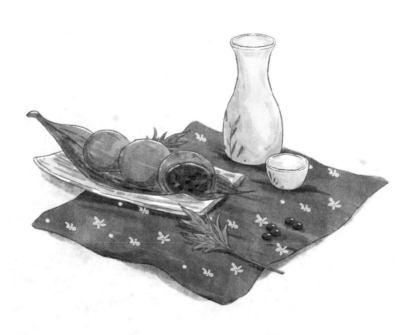

第一章 气郁体质概述

① 定义

气郁体质是指因情志不遂或气机不畅而导致体质偏颇，以气机郁结引起的情绪忧郁脆弱、敏感多疑等为主要表现的体质状态。

② 形成的原因

多为先天遗传，或因精神刺激、所欲不遂、忧郁思虑等。

③ 形体特征和常见表现

形体多偏瘦。常见表现是平素面貌忧郁，神情多烦闷不乐。有的可见胸胁胀满或走窜疼痛，多伴善太息或嗳气呃逆，咽间有异物感，乳房胀痛，睡眠较差，健忘，痰多，大便偏干，小便正常，舌淡红，苔薄白，脉象弦细。

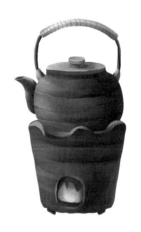

第七篇　气郁体质

④ **心理特征**

性格内向不稳定，忧郁脆弱，敏感多疑。

⑤ **发病倾向**

多见郁证、脏躁等。

⑥ **对外界环境的适应能力**

对外界环境的适应能力表现为不适应阴雨天气，对精神刺激的适应能力较差。

⑦ **体质代表人物**

《红楼梦》人物林黛玉。原文描述"两弯似蹙非蹙罥烟眉，一双似喜非喜含情目。态生两靥之愁，娇袭一身之病。泪光点点，娇喘微微。闲静似娇花照水，行动似弱柳扶风。心较比干多一窍，病如西子胜三分"。寥寥数语就把林黛玉的形象勾勒了出来——一个不折不扣的"病西施"，典型的气郁体质。林黛玉自幼柔弱多病，寄养在外祖母家，为"木石姻缘"费尽心思，听见不相干的事也要多疑多惧，且易伤春悲秋，遂致忧虑过度；再加上本身就有先天不足之症，怯弱不胜，常常失眠，所有的特点都指向了气郁体质。通过《红楼梦》第八十三回的医案可以得到验证。

第二章 气郁体质的调养

中医典籍《黄帝内经》指出："疏其血气，令其调达，而致和平。"气郁体质的人调养原则是疏肝理气，调畅气机。养生从"心"开始，通过调整和改善内外环境，使气血调顺、情志畅达，逐步改善气郁体质。

第一节 情 志 调 摄

气郁体质的人性格内向不稳定，长期郁郁寡欢，若得不到合理的调摄，可导致孤独的不良心态。可采取以下的原则和方法进行调摄。

❶ 培养积极进取的竞争意识和拼搏精神

在生活和工作中注意培养开阔的胸襟和开朗、豁达的性格，树立正确的名利观，知足常乐，热爱生活，积极向上。在处世方面，严于律己，宽以待人，随和有度，克服偏执，不苟求他人，以赢得外界的认同和真挚的友情。

② 多参加有益的社会活动，加强人际交往

在社交活动中提高学习和工作热情。在与人的交流过程中，改变内心的封闭状态，形成并逐渐适应比较开放的生活方式。同时以多种形式的工作和生活内容充实自己的日常活动，增强对外界环境变化的适应能力。

③ 主动寻求生活的乐趣，广泛结交朋友

热爱生活，培养生活情趣，多参加集体文娱活动，听相声，看喜剧及一些激励人心的电视剧、电影等，听一些轻松、积极的音乐，怡情养性，塑造开朗、乐观的性格。

④ 适当外出旅游，安排参观访问等活动

这类活动可以增加学识和见识，开阔胸怀，使自己与社会发展和前进的步伐保持一致，从而激发积极进取的动力和精神，创造生活，享受生活。

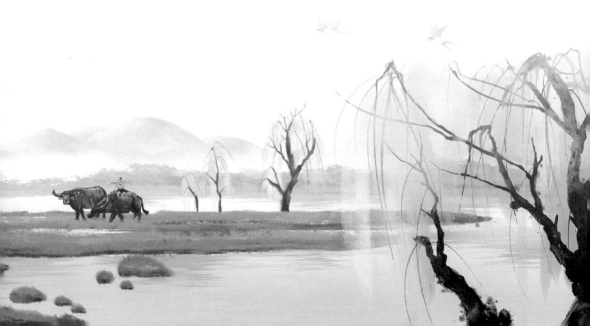

第二节　起居调养

气郁体质的人应当理气行气、舒畅气机，以调和脏腑生理功能，达到动态平衡。在起居调养方面需要做到以下几点。

① 起居顺应四时变化

起居有常，作息有律，保持良好的生活规律；调节情绪，舒畅情志。

② 注意居室环境

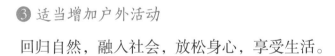

居室环境应宽敞明亮，温度、湿度适宜；衣着应宽松、舒适。

③ 适当增加户外活动

回归自然，融入社会，放松身心，享受生活。

④ 尽量避免独处

气郁体质的人容易陷入猜忌、积怨之中，经常有人陪伴闲聊，有益于宽胸解郁。

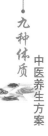

第三节 饮食调养

气郁体质的人具有气机郁结而不舒畅的潜在倾向，常常表现为肝气犯脾、脾胃不和。饮食调养的要点是理气解郁，调理脾胃，严格遵从饮食禁忌。

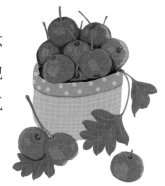

① 常用食物

具有行气解郁、调理脾胃功能的食物有大麦、小麦、荞麦、高粱、牛奶、蘑菇、黄花菜、海带、萝卜、苦瓜、丝瓜、韭菜、茴香、洋葱、大蒜、豆豉、山楂、菊花、玫瑰花、柑橘、海藻、佛手和香橼等。

② 少食收敛酸涩之品

酸涩之品有乌梅、泡菜、石榴、青梅、杨梅、酸枣、李子和柠檬等，少吃此类食物，以免阻滞气机，气滞则血凝。平常可少量饮用葡萄酒，以通利血脉、助兴解郁、调节情绪。

③ 少食肥甘黏腻之品

少食肥肉、奶油、蟹黄、鱼子、奶酪、油炸食物、甜食等，亦不可多食冰冷食物，如冰激凌和冰冻饮料等。

④ 睡前饮食禁忌

睡前忌辛辣食物及咖啡和浓茶等刺激性较强的饮品。

第四节　运 动 锻 炼

气郁体质因长期情志不畅、气机郁滞而形成，运动锻炼注意以下几个要点，可获得调理气机、舒畅情志的效果。

① 多做户外运动

多参加集体项目的锻炼，如球类运动、健身操、跳舞等。对于年轻健壮者，可坚持做运动量较大的锻炼。气郁体质的人锻炼方法主要有大强度、大负荷练习法，专项兴趣爱好锻炼法和体育游戏法。大强度、大负荷练习法是很好的发泄式锻炼方法，如跑步、登山、游泳等运动，有鼓动气血、疏肝理气、促进食欲、改善睡眠的效果。

② 参加专项运动锻炼和体娱游戏

学习一项技术性体育项目，定时练习，从提高技术水平上

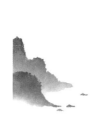
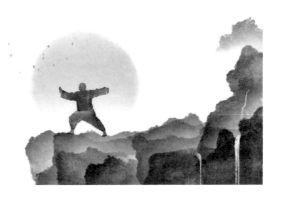

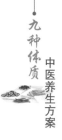

体会体育锻炼的乐趣。体娱游戏有放松身心、促进人际交流、分散注意力、理顺气机的作用，如下棋、打牌、练习气功、打坐等。

❸ 导引保健

气郁体质的人常伴有焦虑状态，一方面要适当兴奋，另一方面要能入静，可进行太极拳、武术、五禽戏、叩齿、甩手等活动，以调息养神。还可练习"六字诀"中的"嘘"字功，以疏肝理气。

第五节　药 食 保 健

气郁体质的人药食保健的目的是疏通气机，着重调理肝之疏泄，同时辅助脾之运化往往能获得良好的效果。

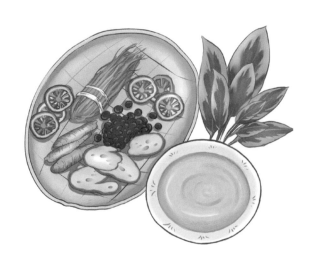

❶ 常用中药

可选用具有疏肝解郁理气功效的中药，如柴胡、木香、香附、厚朴、橘皮、乌药、川楝子、郁金、沉香、枳壳、大腹皮、枳实等。若气郁引起血瘀，应适当配伍活血化瘀药，如当归尾、川芎、赤芍、桃仁、红花等。

❷ 药饵方剂

越鞠保和丸、木香顺气丸等。

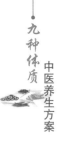

第三章 气郁体质的基础治疗

气郁体质的治疗目的是疏肝解郁。全国名老中医药专家宋恩峰教授拟方：柴胡 10 克，薄荷 10 克，郁金 10 克，百合 10 克，绿萼梅 10 克，八月札 15 克。一日一剂，煎水 400 毫升，分两次服用。

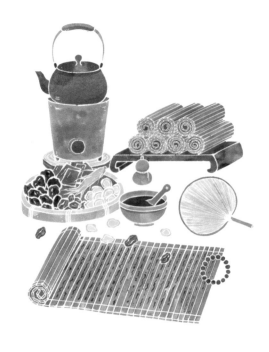

第八篇

血瘀体质

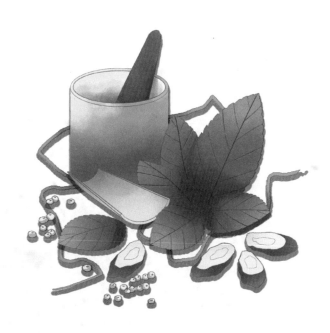

第一章 血瘀体质概述

① 定义

血瘀体质是指因血行不畅或体内离经之血未能消散而导致体质偏颇，以肤色晦暗、舌质紫黯等血瘀表现为主要特征的体质状态。

② 形成的原因

多因先天禀赋或后天损伤，与气虚、气滞、血寒、血热等因素有关。

③ 形体特征和常见表现

形体特征为形瘦的人居多。常见表现为平素面色晦暗，皮肤偏暗或色素沉着，容易出现瘀斑，口唇黯淡或紫，舌质黯、有瘀点或有瘀斑，舌下静脉曲张等；有的还可见眼眶发黑，鼻部黯滞，发易脱落，肌肤甲错，女性多见月经不调、痛经、闭经等。

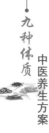
④ 心理特征

性格内郁，心情不快，易烦，急躁，健忘。

⑤ 发病倾向

平常患病常见结节、囊肿、出血、中风、冠心病、心绞痛、心肌梗死等。

⑥ 对外界环境的适应能力

对外界环境的适应能力表现为不耐受风邪和寒邪。

⑦ 体质代表人物

《三国演义》人物张飞。他面色黝黑，口唇黯紫，气盛烦躁。原文第四十二回"张翼德大闹长坂桥，刘豫州败走汉津口"中描述张飞一声怒吼，惊得夏侯杰肝胆碎裂，倒撞于马下，诸军众将一齐望西奔走。

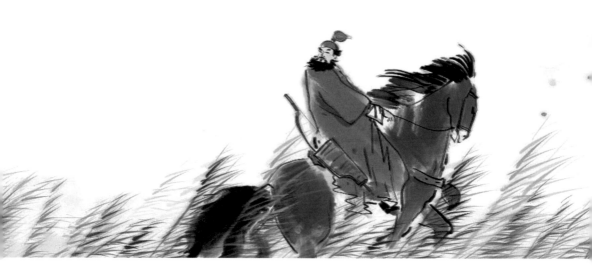

第二章 血瘀体质的调养

血瘀体质的人常同时出现气滞状态，气滞与血瘀常互为因果，气行则血行，气滞则血瘀。养生医家张景岳说过："凡富贵之家，过于安逸者，每多气血壅滞。"血瘀体质的人调养原则是行气活血化瘀。血气贵在流通，气血通畅，五脏六腑调和，可以促进体质改善。

第一节　情　志　调　摄

在情志调摄方面，既要调畅气血，又要疏理气机，以达到气血和畅、营卫流通，有益于血瘀体质的改善。

① 选择适合自己的调摄方法

在日常生活中可选择适合自己的情志调摄方法，例如，正确对待现实生活，正确对待自己和周围的人，建立良好的人际氛围；树立助人为乐的风尚，乐善好施，帮助他人，不计较得失，互相理解，互相支持，光明磊落，襟怀坦白。

培养广泛的兴趣和开朗豁达的性格

经常参加集体公益活动，培养广泛的兴趣爱好。在处世方面做到开朗豁达，在非原则问题上，得理也可适当让人，让自己变得恬淡、超然。

第二节 起居调养

血瘀体质的人具有血行不畅的潜在倾向。血得温则行，得寒则凝。因此在起居方面应注意以下几点。

❶ 保持良好的起居作息

养成起居作息有规律的好习惯，不要熬夜，提高睡眠质量。尤其是在春夏季节，最好养成 10～30 分钟午睡的习惯。

❷ 加强户外活动

春暖花开，秋高气爽，气候宜人，回归自然，可多做些有益的健身活动，舒展肢体，活动筋脉，以免气血郁滞。平常养成良好的生活习惯，宜动不宜静，不可久坐、久卧，看电视的时间不要太久，注意动静结合，保证气血畅通。

❸ 注意居室环境

居室环境要温暖舒适，避免寒冷的刺激。夏季不可贪凉饮冷；冬季谨避寒邪，注意保暖。

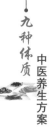

九种体质 中医养生方案

第三节 饮食调养

血瘀体质的人因常有血行不畅甚或瘀血内阻的特征，饮食调养应多选用具有活血化瘀、行气散结功效的食物。

❶ 多食具有活血化瘀作用的食物

可选用黑豆、黄豆、油菜、香菇、茄子、韭菜、黑木耳、紫菜、海带、萝卜、洋葱、山楂、木瓜、桃仁、红糖、柑橘、柠檬、柚子等。如果没有饮酒禁忌，可适量饮葡萄酒，对促进血液循环有益。

❷ 配伍有行气作用的食物

活血化瘀需要行气。常见的具有行气作用的食物有大蒜、

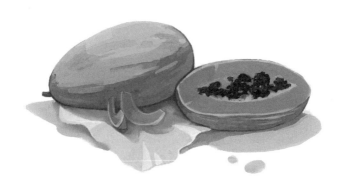

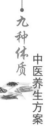
生姜、香葱、茴香、桂皮和丁香等。

❸ 少食肥甘厚味之物

高脂肪、高胆固醇的食物不可多食，如肥肉、奶油、鳗鱼、蟹黄、蛋黄、虾黄、猪头肉、奶酪、鱼子、巧克力、油炸食物和甜食等，否则可能导致血瘀加重。

❹ 少食寒凉、温燥及涩血的食物

常见的此类食物有乌梅、苦瓜、柿子、李子、石榴、蚕豆、栗子等，不要多食。

第四节 运动锻炼

血和气贵在流通，血瘀体质的人应适当加强户外活动。运动遵循因人施练的原则，根据年龄不同、身体强弱和疾病的兼夹等，选择适合自己的运动项目，循序渐进，坚持锻炼，方可取得满意的效果。

❶ 年轻人的锻炼

年轻人的运动量可适当加大，可进行跑步、登山、游泳、球类运动等，以促进全身气血运行，增强脏腑功能，改善体质。

❷ 中老年人的锻炼

中老年人心血管功能较弱，不宜做大强度、大负荷的体育锻炼，宜进行中小负荷、多次数的运动锻炼，以促进全身气血运行。可进行易筋经、保健功、导引、按摩、太极拳、太极剑、五禽戏及各种舞蹈等，以达到改善体质的目的。

❸ 注意事项

血瘀体质的人在运动时要特别注意自己的感觉，如胸闷或绞痛、呼吸困难、特别疲劳、恶心、眩晕、头痛、四肢剧痛、足关节或膝关节疼痛、两腿无力、行走困难、脉搏显著加快等。若有上述情况之一，应当停止运动，到医院进行检查。

第五节 药 食 保 健

血瘀体质的人宜选用具有行气活血化瘀功效的中药或中成药，疏通气血，通畅经络，达到"以通为补"的目的。

❶ 常用中药

当归、川芎、红花、薤白、枳壳、桃仁、三七、银杏叶等有助于改善血瘀体质。既有调节血脂又有活血化瘀作用的中药有赤芍、丹参、牛膝、水蛭、延胡索、鸡血藤、川芎、桃仁、红花、三七、益母草等。

❷ 配合辨证用药

血瘀体质的人如有抑郁的症状，应以心理疏导为主，配合疏肝

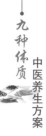

行气解郁的药物，如柴胡、郁金、青皮、香附和绿萼梅等。中成药可选用逍遥丸、越鞠丸等。

❸ 药饵方剂

行气活血化瘀方剂有柴胡疏肝散、血府逐瘀汤、失笑散等，可根据血瘀的部位灵活选用。

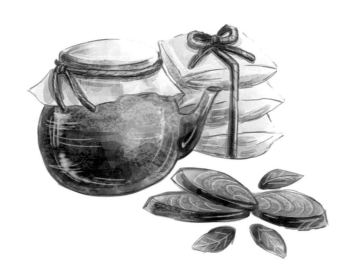

第三章 血瘀体质的基础治疗

血瘀体质的治疗目的是活血化瘀。全国名老中医药专家宋恩峰教授拟方：桃仁 10 克，红花 10 克，当归 10 克，川芎 10 克，赤芍 10 克，黄芪 15 克，莪术 10 克。一日一剂，煎水 400 毫升，分两次服用。

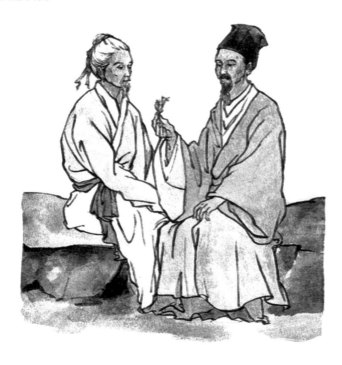

第九篇

特禀体质
（过敏体质）

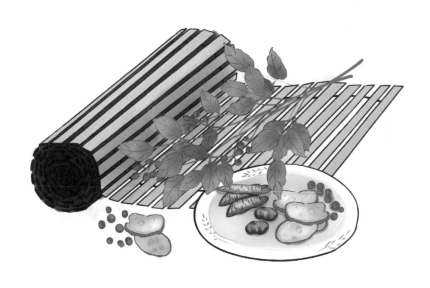

第一章 特禀体质（过敏体质）概述

❶ 定义

特禀体质，又称过敏体质，是指因先天或后天多种因素导致人体适应能力改变的一种体质状态。常一遇到过敏原就表现出过敏反应的症状，如打喷嚏、哮喘、瘙痒、风疹等。

❷ 形成的原因

多与先天禀赋不足或后天身体生理功能和外在环境的变化等因素有关。

❸ 形体特征和常见表现

这种体质的形体特征有的无特殊表现，有的有畸形，有的有先天生理缺陷。常见表现为哮喘、风团、咽痒、鼻塞、打喷嚏等；患有遗传性疾病者有垂直遗传、先天性、家族性特征；患有胎传性疾病者具有母体影响胎儿个体生长发育及相关疾病特征。

④ 心理特征

因禀赋情况不同而各异。

⑤ 发病倾向

可有多种过敏反应，如药物过敏、食物过敏等。

⑥ 对外界环境的适应能力

对多种外界环境的适应能力差，如对易致过敏的季节适应能力差，易引发宿疾。

⑦ 体质代表人物

《红楼梦》人物薛宝钗。书中记载用奇方"冷香丸"治疗其从胎里带热毒所致的咳嗽。原文第七回描述："后来还亏了一个秃头和尚，专治无名之症，因请他看了。他说我这是从胎里带来的一股热毒，幸而我先天壮，还不相干；若吃丸药，是不中用的。他就说了一个海上方，又给了一包末药作引，异香异气的，他说发了时吃一丸就好。倒也奇怪，这倒效验些。"可以看出薛宝钗属于特禀体质（过敏体质）。

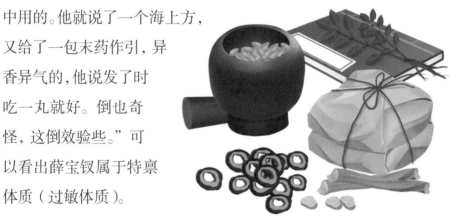

第二章 特禀体质（过敏体质）的调养

特禀体质（过敏体质）包括因患有先天性、家族性特征的遗传性疾病而致的异常体质状态，和因环境、食物及药物等因素引起的过敏状态。这里仅介绍易引发过敏状态的过敏体质者的调养和保健。这类人群免疫反应的灵敏度超出了应有的程度和范围，通常会将一些不会对人体产生伤害的外来物质视作入侵者并对其进行中和或消化，这样就会伤害机体的某些正常功能，从而引发局部甚至全身性的过敏反应。调养原则为益气固表，活血祛风，凉血解毒。

第一节　情　志　调　摄

过敏体质的人心理特征因情况不同而有所差异，但多数因对外界环境的适应能力差会表现出不同程度的心理反应，如敏感、多疑、焦虑和抑郁等，要根据具体情况进行调摄。

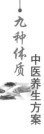
① 情志调摄要"因人制宜"

过敏体质可由多种不同因素造成，因此临床表现多有差异，要根据具体情况采取相应的心理保健措施。

② 避免情绪过激

若出现不良情绪，要采取有针对性的方法进行调摄，促使心态平和，情绪稳定，经脉畅通，气血调畅，有助于提高对环境的适应能力。

第二节　起居调养

过敏体质的人应根据个体情况进行起居调养。这类人容易出现水土不服的情况，因此，在环境发生变化时要格外注意日常生活保健。

① 顺应四时，起居有常

随气候环境的寒热变化增减衣物可以增强对环境的适应能力。春季风气当令，过敏症状最易加重，所以过敏体质的人在春季尤其要注意对居住环境和生活环境的维护。

② 审因施护

要做好日常预防和保养工作，减少过敏发作机会。如在春秋季节，对花粉、柳絮、枯草等过敏者，要加强临时自我保护措施，戴口罩、戴面罩或短期内减少户外活动，避免接触各种致敏的动、植物，适当服用预防性药物，减少过敏发作机会。在季节更替之时，要及时增减衣物，增强机体对环境的适应能力。

❸ 避开过敏原

一旦了解了过敏原，就要避免接触致敏物质，如花粉、刺激性气味、某些致敏食物及药物等，以减少过敏发作的机会。

第三节　饮食调养

过敏体质的人饮食调养原则是益气固表，调理气血，调和营卫，改善机体免疫功能。这些原则要体现在"因时施膳""因地施膳""因人施膳""因病施膳"的具体过程中，以求达到人体自身的阴阳平衡和机体与生态环境的动态平衡。

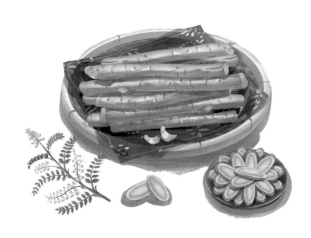

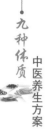

① 饮食清淡，审因施膳

过敏体质的人应根据个体的实际情况制订不同的保健食谱。膳食结构合理，多食用营养密度高、热量密度低的食物和具有益气活血祛风功效的食物。宜多食具有抗过敏作用的食物，如蜂蜜、大枣、胡萝卜、金针菇、洋葱、木瓜等。

② 避免或尽量少吃易引起过敏的食物

如荞麦、蚕豆、白扁豆、茄子、辣椒、韭菜、大蒜、香椿、蕨菜、羊肉、牛肉、鹅肉、鲤鱼、虾、蟹、酒、浓茶及咖啡等。

③ 避免或尽量少吃光敏性食物

香菜、芹菜、油菜、芥菜、无花果及柠檬等，过敏体质的人应尽量不吃或少吃，以免加重过敏的程度。

第四节 运 动 锻 炼

过敏体质的人运动锻炼要遵循"辨体施练"的原则，选择适合自己的运动锻炼项目，坚持不懈地锻炼，促进气血流畅、百脉疏通、脏腑功能协调，使机体达到"阴平阳秘"的状态，偏颇体质可向平和体质转化。

❶ 辨体施练，增强体质

可根据体质状态选择有针对性的运动锻炼项目，如慢跑、游泳、球类运动及健美操等。

❷ 做好运动锻炼保护

对于可能因环境因素引起过敏者，尤其要注意在春秋季节避免长时间在户外锻炼，防止过敏性疾病发作。对冷空气过敏者，不宜在寒冷的环境中锻炼；对紫外线敏感者，要做好防护，不宜在强阳光下暴晒等。

❸ 多做增强内力的功法锻炼

在传统体育锻炼中，太极拳、五禽戏等都是平和体质的人强身健体的最佳选择。过敏体质者可参考选做。在"六字诀"功法中，可多练习"嘘"字功，以调养先天，培补肾精肾气。

第五节　药 食 保 健

过敏体质的人要在辨证施治的基础上调养脾、肺、肾的功能，逐步调整过敏体质。

❶ 呼吸系统过敏常用中药

常用中药有黄芪、白术、防风、紫苏梗、鱼腥草、辛夷、苍耳子、僵蚕、蝉蜕、紫草等。

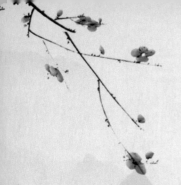

② 药饵方剂

过敏体质的人应常备防风通圣丸、消风散等具有脱敏作用的药物，以备不时之需。

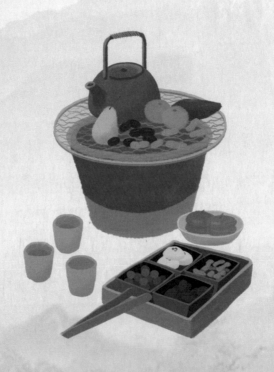

第三章 特禀体质（过敏体质）的基础治疗

特禀体质（过敏体质）的治疗目的是祛风扶正。全国名老中医药专家宋恩峰教授拟基础方：黄芪 10 克，防风 10 克，白术 10 克，党参 10 克，凌霄花 10 克，甘草 5 克。一日一剂，煎水 400 毫升，分两次服用。

若出现因气虚风袭、营卫不和引起的荨麻疹，治以益气固表、调和营卫、祛风止痒。处方：黄芪 15 克，防风 12 克，桂枝 15 克，白芍 15 克，当归 12 克，荆芥 12 克，川芎 12 克，牡丹皮 15 克，地肤子 20 克，白鲜皮 12 克。以此方为基本方加减治疗。

若出现因风寒外袭、肺气不宣导致的变应性鼻炎，治以益气宣肺、辛温散寒。处方：黄芪 15 克，白术 15 克，防风 10 克，麻黄 6 克，桂枝 6 克，辛夷花 10 克，黄芩 10 克，细辛 3 克，生姜 12 克，甘草 3 克，如有气虚、寒湿、虚寒等证型的变应性鼻炎，可以此方为基本方加减治疗。

参考文献

[1] 王琦.中医体质学[M].北京:人民卫生出版社,2005.

[2] 孙广仁.中医基础理论[M].北京:中国中医药出版社,2012.

[3] 王琦.九种体质使用手册[M].北京:中国中医药出版社,2012.

[4] 高文彦.九种体质养生全书[M].北京:中国古籍出版社,2015.

[5] 唐兴官.九种体质养生美食[M].北京:中国中医药出版社,2018.

[6] 尤虎.九种体质养生膏方[M].北京:中国中医药出版社,2012.

[7] 莫小君.九种体质的饮食定制[M].北京:中国医药科技出版社,2020.

[8] 谭洪福.九种体质养生方[M].北京:人民军医出版社,2014.

[9] 杨永良.中医食疗学[M].北京:中国医药科技出版社,1992.

[10]罗伟康,梁镕伊,王文.基于中医理论指导九种基本中医体质的养生[J].世界最新医学信息文摘,2016,16(A0):227-228.

[11]王琦,李英帅,刘铜华.《黄帝内经》的体质养生思想[J].中华中医药杂志,2011,26(10):2199-2202.

[12]康阳梅.最健康的体质:平和质[N].医药导报,2010-09-03(007).